RECHERCHES CLINIQUES

LA GRAVELLE

ÉTUDIÉE A

CONTREXEVILLE

(1857 – 1858 – 1859)

PAR

H. LEGRAND DU SAULLE,

Docteur en médecine de la Faculté de Paris, ancien interne et lauréat (médaille d'or), Rédacteur de la *Gazette des Hôpitaux,* Directeur des *Annales Médico-psychologiques,* Membre de plusieurs Sociétés savantes, etc., etc.

Ars medica tota in observationibus.

PARIS
ADRIEN DELAHAYE, LIBRAIRE-ÉDITEUR,
PLACE DE L'ÉCOLE DE MÉDECINE.

20 Juin 1860.

RECHERCHES CLINIQUES

—

LA GRAVELLE
ÉTUDIÉE A CONTREXEVILLE

(1857-1858-1859.)

par

M. LE Dr LEGRAND DU SAULLE,

Médecin à Contrexeville.

Pendant les années 1857, 1858 et 1859, j'ai eu occasion de donner des soins à trois cent trois malades, envoyés à la source plus que centenaire de Contrexeville, pour reprendre des habitudes de santé compromises par l'âge, l'hérédité, le travail, les excès, une constitution facilement altérable ou par une hygiène peu rigoureuse.

Voici dans quelles proportions se trouvent réparties les diverses affections dont ils étaient atteints :

Gravelle urique (*gravelle rouge*)		110
Gravelle phosphatique	phosph. amm.-magnésien. (*gravelle grise*)	9
	phosphate de chaux (*gravelle blanche*)	11
Gravelle oxalique (*gravelle jaune*)		3
Gravelle pileuse		1
Gravelle compliquée de goutte		11
Gravelle s'accompagnant de catarrhe de vessie		2
Goutte		18
Goutte et catarrhe de vessie		3

1860

Catarrhe de vessie	46
Néphrite	16
Maladies de matrice	9
Affections de la prostate	17
Hématurie	5
Coliques hépatiques Ictère Calculs biliaires	3
Kyste acéphalocystique du foie	1
Hypertrophie de la rate	2
Pierre	4
Paralysie de la vessie	2
Phlegmon péri-vésical	1
Rétention d'urine	2
Incontinence d'urine	1
Rétrécissement du canal de l'urètre	5
Pertes séminales	4
Maladie de Bright (*albuminurie*)	1
Diabète sucré	1
Accidents syphilitiques	1
Blennorrhagie	1
Troubles de la menstruation	2
Dyspepsie	5
Fièvre intermittente à caractère typhoïde	1
Convalescence de fièvre typhoïde	1
Hypochondrie	1
Constipation excessivement rebelle	2
Bronchite chronique	1
	303

On voit, par le tableau qui précède, combien la gravelle rouge s'est montrée commune. Tous les auteurs, du reste, ont pris soin de noter cette différence essentielle qui existe entre le degré de fréquence de la gravelle urique et les autres variétés de cette maladie. Je m'en tiens quant à présent aux divisions classiques de la gravelle, car, malgré l'opinion formulée par l'un de mes confrères de Paris, M. le dr A. Treuille, dans un opuscule récent, je crois que l'affection calculeuse es reins présente de notables dissemblances, selon la composition chimique des concrétions, et il me répugne beaucoup à admettre que des graviers d'acide urique, de phosphate ammoniaco-magnésien, de phosphate de chaux, d'oxalate de chaux, ne soient qu'une seule et même manifestation d'une seule et même maladie, la diathèse urique. En médecine, il est si difficile d'édifier, que l'on doit se montrer peu empressé à détruire l'œuvre des devanciers, avant d'avoir quelque chose de bien stable à mettre à la place.

J'ai donc vu 110 cas de gravelle rouge. La plupart des malades avaient éprouvé de ces redoutables crises néphrétiques dont le souvenir seul leur causait un juste effroi. La saison qu'ils ont faite à Contrexeville les a la plupart singulièrement améliorés, et j'ai recueilli en 1859 ce témoignage de la bouche de quelques-uns déjà venus soit en 1857, soit en 1858, que s'ils avaient parfois continué à observer pendant l'hiver un peu de sable fin dans leurs urines, du moins toute espèce de souffrance n'avait pas reparu. Beaucoup d'autres n'ont été pris d'accidents d'aucun genre.

J'ai eu l'occasion de vérifier toute l'exactitude de cette assertion émise par quelques auteurs recommandables, à savoir que l'eau de Contrexeville convenait à toutes les gravelles *indistinctement*. En effet, j'ai vu guérir ou considérablement s'amender les cas de gravelle phosphatique ou oxalique qui se sont offerts à mon observation et qui, dans les années précédentes, avaient été aggravés par une saison de Vichy, dont les eaux, d'ailleurs si précieuses lorsqu'elles sont administrées à propos, sont si nuisibles aux gravelles grise, blanche et jaune. Les médecins de Vichy, avec une bonne foi qui les honore, ont été les premiers à propager cette assertion qui demeure désormais un fait acquis à la science.

Afin de ne laisser d'équivoque dans l'esprit de personne, citons des faits à l'appui :

« Les eaux minérales de Contrexeville, dit M. le docteur C. JAMES, diffèrent de celles de Vichy par deux points essentiels ; d'abord, elles conviennent à toute espèce de gravelle, quelle qu'en soit la nature, attendu que ces eaux agissent plutôt par une sorte d'irrigation répétée que par des combinaisons chimiques ; ensuite, bien loin de faire disparaître la pierre ou d'en masquer la présence, en revêtant la surface d'un enduit soyeux, ainsi qu'on l'observe à Vichy, elles exaspèrent ses symptômes et souvent même donnent le premier éveil (1). »

Voici maintenant ce que l'observation et l'expérience ont appris à ce sujet à M. le docteur RAOUL LEROY, médecin à Vichy.

« Les eaux carbonatées calcaires, telles que POUGUES, CONTREXEVILLE, conviennent mieux à cette maladie (*la gravelle phosphatique*). En effet, dans cette affection, l'urine est ammoniacale, irritante et caustique pour la muqueuse de la vessie, dont l'inflammation, fournissant du muco-pus, devient à son tour une cause d'alcalinité et de catarrhe, véritable cercle vicieux pathologique duquel on ne peut sortir sans changer d'abord la nature de l'urine. Eh bien ! chose remarquable et avérée, mais inexpliquée jusqu'à ce jour, les eaux de Contrexeville et de Pougues, qui contiennent des carbonates de chaux et de magnésie, joints à de la silice soluble et à de l'oxygène libre, rendent à l'urine son acidité normale mieux que ne le font toutes les limonades minérales, que l'on prend en grande quantité et sans effet : elles lui donnent aussi une limpidité incolore presque aqueuse, parce qu'elles sont peu minéralisées (2). »

Une des données généralement admises dans le traitement de la gravelle, est l'emploi constant des diurétiques.

« Cet emploi, dit M. le docteur MOREAU, est au reste fort bien justifié, car tout ce qui peut favoriser l'expulsion des graviers suffit souvent pour faire disparaître les accidents les plus redoutables. Quel moment plus favorable choisir pour arriver à ce résultat, si ce n'est

(1) Guide pratique du médecin et des malades aux eaux minérales, p. 205.

(2) *Etudes sur la gravelle.* Brochure in-8°, Paris, 1857, p. 73.

celui où le volume peu considérable du gravier permet au liquide urinaire de l'entraîner facilement. C'est dans ce but qu'on a non-seulement eu rceours à des eaux minérales spéciales, à des tisanes diurétiques, mais jusqu'à de l'eau pure. Parmi les eaux minérales nous trouvons en première ligne celles de Contrexeville (1). »

Les auteurs sont unanimes pour assigner le premier rang à Contrexeville, dès qu'il s'agit de gravelle. Un dernier exemple le fera nettement saisir une fois de plus encore :

« Pure de toute surprise, dit M. le docteur PESCHIER, de toute excitation de l'opinion, dédaigneuse d'une éclosion précoce et partant éphémère, la bienfaisante source de Contrexeville, par le seul fait de la multiplicité et de la constance des guérisons qu'elle a disséminées de par le monde, est parvenue à ce point de notoriété publique que son nom n'est pas moins identifié avec l'idée de gravelle et de goutte, que celui de sulfate de quinine avec l'idée de fièvre intermittente. Cette justice lui est rendue par tous et sans conteste (2). »

On revient donc tous les jours de plus en plus de cet engoûment irréfléchi qui faisait autrefois considérer aux médecins et aux malades l'eau de Vichy comme une souveraine panacée contre les affections les plus dissemblables ; le temps et l'expérience ont chaque jour apporté de nouveaux mécomptes. La lumière scientifique a peu à peu pénétré, et comme on vient de le voir, les esprits sérieux choisissent aujourd'hui les eaux minérales qui conviennent et s'appliquent directement à la maladie, et font moins de cas des caprices de la mode et du succès bruyant d'un orchestre célèbre. C'est là un grand progrès et qui doit infailliblement conduire à des résultats thérapeutiques d'une valeur considérable.

A Contrexeville, les buveurs établissent généralement une confusion étrange entre les mots *sédiments*, *sables*, *gravelle*, *graviers*, *calculs* et *pierres*, et ils les emploient trop souvent les uns pour les autres, ce qui ne laisse pas que d'avoir des

(1) *Notice sur les eaux de Vittel*, p. 4 et 5.
(2) *Gazette des hôpitaux*, nº du 24 février 1857.

inconvénients. Il me paraît donc important de donner ici quelques définitions et d'esquisser les principaux caractères qui distinguent ces diverses expressions.

1° Les *sédiments* adhèrent aux parois du vase, par suite du refroidissement de l'urine. Est-ce de la gravelle, m'a-t-on souvent demandé ? Non, toutes les fois que l'on s'est exposé à une grande fatigue, que l'on a voyagé, que l'on a fait un excès de table, que l'on a eu un accès de fièvre ou une indigestion, les urines sont troubles, très-chargées, et laissent un cercle d'un rouge vif sur les parois et au fond du vase, mais quand cela ne se présente qu'accidentellement, cela n'indique pas le moins du monde une disposition à la gravelle. Si cependant l'urine reste *sédimenteuse* en temps ordinaire, c'est qu'elle renferme une proportion trop grande de sels et habituellement d'urates. Or, il pourra fort bien arriver qu'un jour ces sels soient oubliés dans le rein, qu'ils y séjournent et n'en sortent que plus tard à l'état de sable, de gravelle, de graviers ou de calculs, et au prix de souffrances inouïes ;

2° Les *sables* sont des concrétions pulvérulentes excessivement fines qui se déposent ;

3° La *gravelle* consiste dans l'agrégation des sables. Les malades rendent une proportion variable de petits corps, d'inégale grosseur, plus ou moins arrondis, dont le volume varie entre celui d'une tête d'épingle et celui d'un pois ;

4° Les *graviers* ont une dimension plus considérable, mais compatible cependant avec le diamètre et le degré de dilatabilité possible des voies naturelles. Les graviers sont le plus souvent sphériques ou ovalaires et sont comparables soit à des pois, soit à des noyaux de cerise, soit à de petites fèves ;

5° Les *calculs* sont des concrétions qui ne sont plus en rapport avec l'étroitesse du canal de l'urètre et qui ne peuvent sortir de la vessie que par le fait de l'intervention chirurgicale ;

6° La dénomination de *pierre* est appliquée seulement aux calculs très-volumineux.

Maintenant, chaque espèce de gravelle a des caractères différentiels assez bien tranchés :

1° GRAVELLE URIQUE. — Les graviers d'acide urique sont extrêmement communs ; leur couleur est d'un rouge jaunâtre; lorsqu'on les met en contact avec des alcalis ou de la potasse, ils se décomposent très-rapidement. L'acide azotique les dissout avec effervescence. Mis en présence du feu, ils se conservent entièrement (*gravelle rouge*).

2° GRAVELLE PHOSPHATIQUE. A. — Les graviers de phosphate ammoniaco-magnésien sont grisâtres, ont une saveur salée et verdissent le sirop de violette. Ils noircissent sur des charbons ardents et répandent une odeur ammoniacale (*gravelle grise*).

B. — Les graviers de phosphate de chaux se rencontrent plus rarement ; ils sont blancs (*gravelle blanche*).

3° GRAVELLE OXALIQUE. — Les graviers formés d'oxalate de chaux sont jaunes et quelquefois bruns ou presque noirs. Au moyen du chalumeau on enlève l'acide oxalique, et il ne reste plus que de la chaux pure en poudre (*gravelle jaune*).

4° GRAVELLE PILEUSE. — Lorsqu'on trouve des poils ou des fragments de poils au milieu des concrétions, la gravelle est dite pileuse. Cette variété, d'ailleurs excessivement rare, rentre dans les trois précédentes.

Parmi les malades soumis à la cure de Contrexeville, il en est parfois qui rendent séance tenante une quantité innombrable de graviers. En 1858, M. S.., de Lyon, que mon honorable et savant confrère, M. le professeur Devay, avait pris la peine de me recommander d'une manière toute spéciale, m'a présenté chaque matin quatre, cinq ou six graviers, et cela, imperturbablement pendant vingt-un jours. Je pourrais encore citer MM. P. . . et C. . . auxquels la même chose est arrivée.

« . . . A Contrexeville, dit M. le Dr RAOUL LEROY, dont les eaux sont loin d'être aussi minéralisées que celles de Vichy, et dans lesquelles la chaux remplace la soude, M. le Dr BOUCHERON (que mon père vient de guérir de la pierre) a observé, l'an dernier (1), un malade, confié aux soins de M. BAUD, médecin inspecteur, qui, dans la troisième semaine de sa cure, remplit plusieurs boîtes avec des graviers d'acide urique gros comme de petits pois, et dont le nombre dépassait cent cinquante (2). »

Enfin, M. V. Baud rapporte l'observation suivante :

« M. M. . . , de Chartres, âgé de soixante ans, de taille moyenne, sanguin, très-valide et d'humeur joyeuse, avait de loin en loin et depuis des années, des crises néphrétiques fort douloureuses, suivies de l'expulsion de un ou deux calculs uriques peu volumineux. Quelques bouteilles d'eau de Contrexeville, bues à son domicile, ayant, selon son expression, rafraîchi beaucoup ses reins, il vint, en 1856, boire cette eau à sa source. Pendant les vingt-un jours de son traitement, il rendit, sans la moindre douleur, sans la moindre gêne, sept cents calculs uriques, d'un volume variable entre une tête d'épingle et un grain de chènevis (3). »

M. Mamelet a cité l'observation de M. Morin, ancien entreposeur de tabacs, âgé de 69 ans, qui, après onze jours de traitement à Contrexeville, s'éveilla une nuit avec un très-vif besoin d'uriner, qu'il ne put satisfaire.

« Il fit un effort pour vaincre ce besoin, et rendit en une seule fois quatorze graviers plus ou moins gros, dont cinq comme des grains de café moka. Tous avaient des facettes lisses, légèrement enduites de mucus, ce qui indiquait qu'ils formaient un tout par juxtaposition (4). »

Le volume des concrétions excite parfois l'étonnement. Tous les ans, M. P. . . , chef de bureau à l'administration des chemins de fer de l'Est, montre un corps étranger hors de proportion, qui l'a fait souffrir pendant environ dix ans et qu'il a spontanément rendu après deux saisons passées à Contrexeville. Ce gravier, dont les dimensions sont tout à fait insolites, a du reste été présenté par M. le docteur BOINET à la Société de chirurgie.

(1) *Eaux minérales de Contrexeville*, 1857, p. 82.
(2) *Notice sur les eaux de Contrexeville*, p. 34 et 35.
(3) En 1856.
(4) Ouvrage cité, p. 63.

En 1859, M. M. . . , attaché à la légation de la Nouvelle-Grenade, âgé de 32 ans, envoyé à Contrexeville par M. le professeur Trousseau, m'a également fait voir un corps étranger excessivement volumineux et hérissé d'aspérités, expulsé sans crises néphrétiques préalables.

On retrouve dans les auteurs quelques faits analogues à tous ceux qui précèdent. Ainsi, Christini a vu un malade rendre en 24 heures dix-huit graviers gros comme des noisettes. Fabrice de Hilden cite un enfant qui a pu rejeter des calculs gros comme une châtaigne. M. Leroy père a vu un certain M. X. . . , négociant, qui, après deux mois de traitement par de l'eau minérale, à haute dose, rendit un calcul d'oxalate de chaux du volume et de la forme d'une amande, dont la longueur était de 9 lignes. M. Raoul Leroy a observé un gravier presque gros comme une cerise qui avait parcouru tout l'urètre et s'était arrêté derrière le canal urinaire.

Ces exemples sont infiniment moins surprenants lorsqu'ils se présentent chez la femme, dont l'urètre est large, court et élastique. C'est ainsi que M. le docteur Cambournac, de Bourges, a pu dégager avec ses doigts de l'urètre d'une femme un calcul d'acide urique de la grosseur d'un petit œuf de poule !

Je me propose de rapporter dans ce travail quelques observations de gravelle, très-concluantes en faveur de l'efficacité des eaux de Contrexeville et tirées de ma pratique particulière, mais je crois auparavant devoir les faire précéder de l'observation qu'a citée M. Bagard, dans le mémoire qu'il lut, le 10 janvier 1760, à la Société royale des Sciences et des Arts de Nancy. Je la transcris textuellement et le lecteur verra quel immense intérêt elle présente :

« Mademoiselle Desmarets, aujourd'hui veuve d'un officier supérieur de l'ancien régiment de la reine, étant âgée de dix ans, était tourmentée de la pierre ; on la conduisit à Lunéville pour souffrir l'opération de la taille ; la saison ne s'étant pas trouvée propice, on la différa. Cette enfant maigrissait tous les jours et on attendait une mort certaine.

« On la fit venir à Bourmont, qui n'est pas éloigné de Contrexeville, et dès le premier printemps, qui était celui de 1759, on lui fit prendre les eaux de Contrexeville qu'on allait puiser à la fontaine.

« Elle se trouva d'abord beaucoup soulagée, elle commença à retenir ses urines et à reprendre de l'embonpoint; ayant continué les eaux à l'arrière-saison, elle s'est trouvée de mieux en mieux.

« Enfin, elle est allée au printemps dernier à Contrexeville, où elle a passé une quinzaine de jours, et est revenue à Bourmont. Quelques jours après son retour, elle ressentit des douleurs très-aiguës à la vessie et au col de cet organe, qui lui causèrent une espèce de faiblesse : le lendemain, pareil accident lui survint, elle prit le pot de chambre pour uriner, elle rendit à ce moment, sans peine, une pierre de la grosseur d'une grosse balle de calibre, mais irrégulière, qui tomba comme un plomb dans le pot.

« Cette pierre que nous possédons et qui a été envoyée par une personne célèbre dans le barreau, aussi distinguée par ses talents que par ses connaissances dans l'histoire de Lorraine, et aussi amateur de l'exacte vérité qu'elle est remplie d'humanité, et près parent de cette jeune demoiselle, cette pierre, dis-je, a toutes les marques extérieures d'avoir eu un plus gros volume ; on y remarquera des tubérosités et des enfoncements qui font juger que les eaux de Contrexeville en ont détaché des fragments. »

J'arrive enfin à l'exposé des faits qui se sont passés sous mes yeux, et c'est bien le cas de répéter ici : *non numerandœ sunt observationes, sed perpendendœ.*

1° M. Albert M..., avocat, originaire de l'île Maurice, âgé de 31 ans, d'une constitution moyenne, fut envoyé aux eaux de Contrexeville en juin 1857, sur les conseils de MM. Rayer et Béhier, contradictoirement à l'avis de M. Constantin James, qui s'était exclusivement prononcé pour les eaux de Carlsbad.

Depuis cinq ou six ans, M. M... éprouve une douleur gravative et quelquefois lancinante dans la région occupée par le rein gauche. Ses urines charrient depuis cette époque une proportion notable de phosphate de chaux et une quantité considérable de matières glaireuses, muqueuses et d'apparence puriforme. Il a successivement renoncé à la gymnastique, à l'équitation, à l'exercice des armes, à la natation et à la chasse ; à peine peut-il faire une promenade prolongée au-delà de vingt à trente minutes.

Le malade porte un exutoire sur le rein gauche, et il a déjà suivi, mais infructueusement, une foule de médications d'ailleurs très-rationnelles.

Animé d'un désir excessif de se guérir, M. M... arrivait à Contrexeville l'espoir dans le cœur. Appelé auprès de lui, nous fûmes frappé tout d'abord de l'aspect très-défavorable que présentait l'urine et de la nature du dépôt ; une première analyse chimique nous décéla la présence d'un sable phosphatique très-abondant, mêlé à du mucus et à du pus.

La percussion appliquée avec de grands ménagements sur le rein gauche me fit bientôt reconnaître une hypertrophie très-manifeste de cet organe. En considération d'une foule de circonstances propres au malade, je ne crus pas devoir lui permettre de faire un usage trop copieux de l'eau minérale, et bien m'en prit alors, car à peine était-il arrivé à la dose de six à sept verres prescrits par moi comme chiffre maximum, que des douleurs beaucoup plus vives du rein avec inappétence, abattement, altération légère des traits de la face, activité circulatoire et dérangement intestinal, m'obligèrent à suspendre tout traitement pendant trente-six heures. Au bout de ce temps, M. M... recommença par trois verres et arriva sans malaise nouveau à sept et même à huit verres, mais je l'arrêtai là.

J'ai eu beaucoup à me louer dans ce cas d'avoir insisté sur les bains. Ils procuraient au malade un soulagement des plus marqués. J'en ai prescrit jusqu'à quatre ou cinq par semaine et j'en laissais prolonger la durée pendant une heure ou une heure et demie.

Quinze jours après l'arrivée de M. M... à Contrexeville, je percutai de nouveau le rein gauche et j'annonçai qu'il avait un peu diminué. Une seconde analyse de l'urine, sans me donner des résultats bien satisfaisants, m'indiqua cependant que le malade entrait dans une voie meilleure.

Le vingt-unième jour, M. M... se décida, sur mes instances réitérées, à se reposer pendant trois ou quatre jours, et à recommencer ensuite une demi-saison. Le volume du rein continua à diminuer, les urines se dépouillèrent lentement de leurs éléments pathologiques, l'état général s'améliora, les forces et l'appétit laissèrent peu à désirer, et le trente-cinquième jour, désireux de poursuivre encore cette cure commençante, je demandai une nouvelle prolongation de huit jours, dont trois de repos absolu et cinq de traitement final.

La veille de son départ, après une investigation clinique et une analyse chimique dernières, je constatai un retour sensible du rein gauche vers l'état normal et une amélioration marquée de l'urine. Je remis à M. M... une note très-détaillée pour ses médecins, et je déclarai qu'une saison à Contrexeville pour l'année suivante me paraissait tout à fait indispensable.

Six semaines après son retour des eaux, M. M... montait à cheval et chassait pendant de longues heures. De temps à autre, pendant tout le cours de l'hiver de 1857 à 1857, il était averti qu'il ne saurait sans danger reprendre des habitudes trop actives, mais avec quelques soins appropriés et des ménagements, tout se passa bien.

Dans les premiers jours d'août 1858, il quitta les Pyrénées où l'avait appelé la santé de sa femme, et arriva à Contrexeville. Mais je m'aperçus aussitôt qu'il avait perdu du terrain : le rein, sans avoir cependant repris les dimensions qu'il avait en juin 1857, était gros, dur, tendu, et l'urine était redevenue très-laide. La santé générale paraissait irréprochable.

M. M..., après une saison de vingt-un jours, quitta Contrexeville très-manifestement amélioré, mais non guéri tout à fait. Il reprit sa vie de villégiature et de chasse pendant le mois de septembre, d'octobre et de novembre, et dans les premiers jours de décembre, le hasard me fit trouver en consultation avec M. le docteur Charruau, qui, à ma grande stupéfaction, me parla de M. M..., qu'il avait connu dans le monde et auquel il avait en ce moment l'honneur de donner ses soins. Cet honorable et savant confrère m'apprit que, depuis son dernier voyage à Contrexeville, M. M... avait, de temps à autre, éprouvé de vifs élancements dans le rein, et qu'il se plaignait d'avoir été bien plus *travaillé par les eaux* que l'année précédente. A très-peu de temps de là, M. M... m'écrivit une lettre qui ne me parvint qu'à Nice, où je me trouvais alors, dans laquelle il m'annonçait qu'après quelques jours de souffrances gravatives du rein, de courbature et de prostration de forces, il venait de rendre un calcul très-volumineux et d'une longueur insolite. Arrêté dans le canal de l'urètre, près du méat urinaire, ce corps étranger avait donné lieu à une hémorrhagie ; un médecin mandé en hâte à quatre heures du matin avait essayé de saisir le calcul et de l'amener doucement au dehors, mais au moment d'être extrait, il se rompit en deux entre les mors de l'instrument, et la seconde moitié resta dans le canal, mais elle put heureusement en sortir presque aussitôt après.

Le repos, l'horizontalité et quelques boissons délayantes furent mis en œuvre; les urines restèrent un peu sanglantes pendant 24 ou 36 heures, et tout rentra dans l'ordre.

A partir de ce jour, M. M... fut complétement guéri. Il n'est point revenu à Contrexeville en 1859, mais j'ai appris par un de ses compatriotes qu'il m'avait adressé, que sa santé était devenue excellente et qu'il prenait même un embonpoint très-marqué.

Une semblable observation n'a en vérité pas besoin de commentaires. Tout le monde comprend le rôle puissant qu'a joué l'eau de Contrexeville dans ce cas. Un corps étranger énorme se trouvait logé dans les reins, il a été peu à peu détaché, puis chassé au dehors, et en vertu de ce vieil axiome *sublata causa, tollitur effectus*, le malade est rentré dans des conditions physiologiques qui, je l'espère bien, seront cette fois des plus durables.

2° M. Alph. T..., docteur en médecine à Paris, âgé de quarante-six ans environ, de taille moyenne, d'une constitution vigoureuse, et chargé d'obésité, arriva à Contrexeville le 2 juillet 1857. Le soir même, je fus consulté par mon confrère. Il m'apprit qu'il était tourmenté depuis longtemps déjà par un catarrhe de vessie qui finissait par lui rendre l'exercice de sa profession presque impraticable, tant il était tourmenté dans la journée par de fréquents besoins d'uriner. Depuis une ou deux années, il avait été en outre affecté de crises néphrétiques horriblement douloureuses, à la suite desquelles il avait rendu quelques graviers composés de phosphate de chaux. Le souvenir de ses souffrances passées et la crainte de récidives subséquentes lui inspiraient un juste effroi. Ses urines charriaient presque en tout temps une notable proportion de mucus et laissaient déposer un sable blanchâtre. Son état général commençait à être éprouvé, les digestions étaient lentes et pénibles, et le sommeil, trop souvent troublé par de pressants besoins, cessait d'être suffisamment réparateur. A Paris, il n'avait ressenti quelques soulagements que de l'usage de l'eau de Contrexeville et de l'emploi de bains généraux assez prolongés.

Je commençai tout d'abord par rassurer M. le docteur T.. et par lui donne le ferme espoir qu'il retrouverait certainement la santé parmi nous. Nous convînmes ensuite de son mode de traitement.

A peine avait-il bu pendant deux matinées qu'il fut obligé de se remettre au lit. Je le vis le 4 juillet, à 10 heures du soir ; il souffrait beaucoup des reins, n'urinait qu'avec la plus grande difficulté, et éprouvait le long du canal de l'urètre des ardeurs et des cuissons presque intolérables. Comme il n'avait point pris d'aliments depuis onze heures du matin, j'engageai mon confrère à boire quelques demi-verres d'eau minérale mélangée à du sirop d'orgeat, et à descendre néanmoins à la fontaine le lendemain matin, si la nuit n'était pas trop mauvaise.

Effectivement, le 5 juillet M. T..., quoique toujours très-souffrant, vint à la source, mais il y but avec réserve. Son état de malaise augmentant, il fut convenu qu'il se mettrait au bain et tâcherait d'y rester une heure et demie ou deux heures. A quatre heures Mme T... vint me trouver et me pria d'aller voir son mari dont les gémissements plaintifs et les cris commençaient à inquiéter tout le monde dans le quartier des bains. « Mon cher confrère, me dit-il, en m'apercevant, allez chercher votre trousse et venez bien vite me sonder, je ne peux plus uriner du tout. » J'obéis à sa prière, et je revins aussitôt. Mais, la réflexion aidant, je me montrai médiocrement disposé, surtout en présence de l'abattement moral du malade qui redoutait cette opération d'ailleurs si inoffensive, à passer une sonde d'argent, et après quelques paroles affectueuses et consolantes, je l'engageai à temporiser encore une heure ou deux. Il ne me semblait pas qu'il y eût péril en la demeure. Soutenu par Mme T... et par le baigneur, ployé en deux, pâle, défait, inondé de sueur et tout gémissant, il put à grand'peine regagner son lit. A peine avait-il pris la position horizontale qu'il se manifesta un grand calme. Une heure après, il se soulève sans douleur, urine lentement mais en très-grande abondance ; le jet du liquide était brisé, le canal de l'urètre bien sensible encore, quand les derniers efforts de la mixtion amenèrent l'expulsion de quelques fragments de gravier blanc. Je dis fragments, car ils m'ont paru désagrégés déjà, à en juger par leur consistance molle et la facilité avec laquelle ils s'écrasaient sous le doigt ; ils étaient composés de phosphate de chaux à peu près pur.

Dans la nuit, M. T... en rendit encore, mais sans souffrances, près à son réveil encore.

Le 6 juillet, mon confrère descendit à la source, but six verres d'eau minérale, urina sans difficulté, rendit encore du phosphate de chaux, mais sans en être péniblement affecté, et à partir de ce jour-là, il entra pour moi en convalescence.

M. T... reprit son appétit, sa gaîté, et rentra dans la vie commune, augmenta progressivement jusqu'à douze le nombre de ses verres d'eau minérale, prit un bain d'une heure chaque jour, eut la satisfaction d'être de moins en moins tourmenté pendant la nuit par les besoins d'uriner, et put dormir tranquillement trois ou quatre heures de suite.

Le 23 juillet, M. T... allait parfaitement bien, ne souffrant pas du tout des reins, ne se relevant pas une seule fois dans la nuit, ne rendant plus du tout de sable, ayant les urines d'une grande limpidité. Il quitta Contrexeville plein de joie, racontant à tout le monde la promptitude de sa guérison, se promettant bien de revenir dans nos Vosges en me témoignant la plus affectueuse reconnaissance.

Il me pria, sur ces entrefaites, de demander pour lui une caisse de cinquante bouteilles d'eau. Il les but dans l'hiver, comme mesure préventive, car sa santé resta excellente.

Le 3 juillet 1858, M. le docteur T... revint à Contrexeville par *reconnaissance*, comme il se plut à le répéter. Il fut un peu éprouvé par la médication, dans la première semaine, mais son malaise se borna, ce me semble, à de l'embarras gastrique. A cette seconde saison, M. T.. dirigea lui-même son propre traitement. Il partit le 25 juillet.

En novembre 1858, M. le docteur T... publia à Paris un travail sur les eaux minérales et y intercala un long chapitre sur Contrexeville. Par un oubli que, dans l'intérêt de la vérité, j'ai, pour ma part, infiniment regretté, il a passé sous silence tous les détails cliniques de son observation.

Bien que je vienne de les rapporter aussi complets qu'il m'a été possible, et suivant l'autorisation verbale et plusieurs fois répétée que m'en avait donnée mon confrère, en 1857, je pense que s'il se fût chargé lui-même du soin de rappeler ses souffrances passées et les phases diverses de son traitement, les buveurs de Contrexeville n'auraient eu qu'à y gagner.

Le 16 juin 1859, M. le docteur T... revint une troisième fois à Contrexeville, et il n'en partit que le 30 juillet, au moment où la foule encombrait le plus notre modeste village.

Sa santé paraissait excellente.

3° M. Humblot, cultivateur de la Lorraine, âgé de cinquante ans, me fut amené, au mois de juillet 1857, par un jeune confrère des Vosges, M. Messager, qui désirait avoir mon avis sur le cas pathologique soumis à son examen. Je reconnus chez le malade l'existence d'une cystite chronique (catarrhe de vessie) intense, de deux ou trois obstacles dans le trajet du canal de l'urètre et d'une tuméfaction légère de la prostate. Ma prescription dut provisoirement se borner à quelques conseils appropriés, et je déclarai à mon confrère que les eaux de Contrexeville étaient nettement indiquées en pareille occurrence.

Trois semaines après, au mois d'août, le malade revint, avec l'intention bien ferme de rester entre mes mains tout le temps nécessaire. Je le soumis à une médication énergique : de huit à douze verres d'eau minérale en boisson, des bains à vingt-six degrés d'une heure et demie, et des douches périnéales froides. Le neuvième jour je fus mandé en toute hâte à l'hôtel pour voir M. H..., qui, je dois le dire, m'avait accusé la veille une douleur gravative intense dans la région lombaire du côté gauche.

A mon arrivée, je trouvai le malade en proie à une anxiété très-vive, la face sensiblement pâlie et inondée d'une sueur froide et visqueuse, les traits altérés, le pouls petit et précipité. La souffrance rénale avait cessé depuis le matin, mais des difficultés dans l'acte de la mixtion avaient apparu, et un état de malaise général presque alarmant accompagné de plusieurs vomissements s'était progressivement développé. Je fis appel aussitôt à tous les éléments de diagnostic dont notre art dispose, et j'allais presque croire à des symptômes d'étranglement interne, lorsque grâce à l'extrême maigreur du sujet, je sentis un petit corps ovale, très-dur, mobile, dans la région qui me parut être anatomiquement occupée par l'uretère gauche. En appuyant fortement les doigts, j'arrachais des plaintes et des cris au malade. Je pensai alors qu'un calcul trop volumineux pour le calibre de l'uretère était arrêté dans ce conduit, et je fis part de mon opinion à M. H..., qui m'affirma n'avoir jamais souffert des reins que la veille, et n'avoir jamais rendu ni sable ni graviers. Je n'en persistai pas moins dans mon diagnostic, et je prescrivis un bain prolongé et une douche de vingt minutes, *loco dolenti*.

Le lendemain, le petit corps dur était certainement descendu d'au moins deux centimètres, ce qui m'encouragea dans ma manière de voir, et me fit insister sur les mêmes moyens que la veille, aidés encore par l'administration d'une grande quantité d'eau minérale à l'intérieur. Je fis à M. H... l'extrême recommandation de n'uriner pendant le jour que dans un vase, et quarante-huit heures après il m'apportait, presque triomphant, un gros gravier gris, composé de phosphate ammoniaco-magnésien. Je regrette énormément de n'avoir pu retrouver ce curieux échantillon, car j'aurais vivement désiré le conserver.

Pour en revenir à M. H..., il ne rendit plus aucun gravier, et au bout de vingt et un jours il nous quitta dans un état de santé relativement très-satisfaisant. En 1858, je fis demander de ses nouvelles, et j'appris par son médecin ordinaire, qu'il avait succombé pendant l'hiver à une très-grave inflammation du parenchyme pulmonaire, et naturellement indépendante de l'état morbide complexe qui l'avait conduit six mois auparavant à Contrexeville.

La conclusion de ce fait est facile à tirer : il tend à prouver combien l'eau minérale de Contrexeville a une action directe et presque spécifique sur les reins d'abord, et ensuite sur toute la filière des voies génito-urinaires.

La gravelle est-elle une maladie héréditaire ? Dans le sens absolu du mot, je ne le croyais pas tout d'abord, mais j'avoue que j'ai été témoin de faits assez caractérisés, très-probants même, et j'ai peine à croire aujourd'hui qu'il n'y ait eu là qu'une simple coïncidence. Ainsi, en 1857 et en 1858, j'ai vu MM. C.

père et fils ; ils sont revenus en 1859, mais accompagnés de M. Jules C..., frère de M. C... père. Non-seulement tous trois avaient la gravelle, mais j'apprenais d'eux encore que plusieurs membres de leur famille étaient également tourmentés par cette affection. — En 1859, j'ai eu occasion de donner des conseils à M. L...., atteint de goutte et de gravelle, à Mme G..., sa fille, et au jeune G...., son petit-fils, âgé de 6 ans. Mme G.... et son fils avaient la gravelle. — En 1857 et en 1859, M. S...., de Troyes, est venu à Contrexeville accompagné de son fils, âgé de 12 ans ; l'urine de tous deux charriait une forte proportion de sable. — Même chose pour M. R... et ses deux filles, pour M. D... et son fils. — M. L...., de Besançon, vint en 1857 à Contrexeville, après avoir cruellement souffert de coliques néphrétiques. Son père y était venu en 1835 pour la même cause. — Je citerai enfin Mme la comtesse de G...., d'Angoulême, dont la mère, Mme la baronne de M...., était venue pour la première fois à Contrexeville, en 1838. Ces deux dames ont éprouvé des accidents identiques.

Il y a évidemment là quelque chose. Je me suis mis à la recherche des influences héréditaires et je consigne avec soin tous les renseignements qui me sont transmis. Dans les éditions subséquentes de ce travail, j'aurai probablement à faire connaître un ensemble de faits très-intéressants.

On m'a très-souvent demandé pourquoi la gravelle était infiniment plus rare chez la femme que chez l'homme. Je ne saurais l'attribuer qu'à un effet indirect, mais éminemment salutaire du flux périodique. Pour le sexe féminin, la pléthore est prévenue par chaque retour de l'époque mensuelle, et la masse totale du sang se trouve dépouillée naturellement d'une notable quantité d'urée. Il doit en être ainsi, puisque les expériences de chimie anatomique dues à MM. Robin et Verdeil ont prouvé que, dans un temps donné, l'homme adulte rendait une proportion bien plus grande d'urée que la femme adulte. Maintenant, il est vrai d'ajouter que la femme est beaucoup plus sobre que l'homme, qu'elle commet rarement d'excès et qu'elle a un genre de vie extrêmement calme et régulier.

En trois ans, j'ai donné des soins à six enfants de cinq à treize ans : trois avaient la gravelle, un la gravelle et la goutte et deux la goutte. Si la pierre se rencontre fréquemment chez l'enfance, et plutôt chez les garçons que chez les filles, la gravelle, on le voit, ne s'observe qu'exceptionnellement.

M. Civiale pense que cette dernière affection passe habituellement inaperçue dans l'enfance, et que c'est là ce qui pourrait expliquer sa rareté. Cette opinion me paraît peu probable, car les coliques néphrétiques ou les souffrances occasionnées par le cheminement de corps étrangers dans des canaux si étroits, seraient réellement bien susceptibles d'éveiller la vigilante sollicitude des familles.

Puisque les mots *coliques néphrétiques* viennent de se glisser sous ma plume, je dirai qu'en 1859 seulement, il m'a été donné d'en voir quatre formidables exemples. En pareille occurrence, je me suis aussitôt évertué à combattre l'élément douleur au moyen d'une application très-courte d'un mélange d'alcool camphré, de chloroforme et de laudanum liquide de Sydenham. Toute souffrance était instantanément suspendue pendant 5, 10, 12, 15 et 18 minutes. Ce moyen est bien autrement actif que le sinapisme de farine de moutarde apposé sur le rein, qui cependant rend d'utiles services. Aussitôt que les douleurs reprenaient, je procédais à une nouvelle application révulsive et calmante, et enfin, après avoir ainsi fait avorter la crise à sept ou huit reprises différentes, je plongeais le malade dans un bain à 28 degrés centigrades.—Nous étions alors dans le mois de juillet et d'août, — et je l'y laissais pendant deux ou trois heures. Je le faisais coucher ensuite, administrais à l'intérieur (lorsqu'il y avait une suffisante tolérance de la part de l'estomac) différents diurétiques ou mieux la potion à l'acide benzoïque, si justement préconisée à Paris. Après trois ou quatre heures de séjour au lit, si tous les accidents n'étaient point conjurés encore, je redonnais un grand bain d'une, de deux ou de trois heures, et généralement tout était dit. Le malade se recouchait ensuite, s'endormait profondément et se réveillait sain et sauf, étonné d'avoir si peu souffert, plus surpris encore de n'avoir pas encore été martyrisé par des sangsues ou des ventouses scarifiées.

Tant qu'il n'y a pas une urgence notoire, j'ai l'habitude de respecter le sang des malades : ce n'est point pour eux un meuble inutile. Si cela était, Dieu ne nous en eût pas si largement pourvus !

La violence d'une colique néphrétique n'est nullement en rapport, comme on le croit d'ordinaire, avec le volume du produit. Les plus atroces douleurs peuvent parfois n'amener l'expulsion que de quelques grains d'un sable très-fin, tandis que des corps étrangers d'un fort calibre retentiront à peine sur la susceptibilité rénale. Je livre le fait sans chercher à l'expliquer.

Je me hâte d'arriver à une série de faits qui m'ont présenté un immense intérêt et qui m'ont conduit à des résultats presque infaillibles. J'ai dit que j'avais observé seize cas de néphrite, c'est-à-dire seize malades affectés d'états pathologiques des reins assez mal déterminés, assez obscurs : plusieurs accusaient des douleurs très-vives, et l'un d'eux, artiste sculpteur, âgé de trente-cinq ans, ne pouvait en aucune façon garder la position horizontale ! Depuis dix-huit mois, il couchait dans un fauteuil ! J'eus l'heureuse pensée que j'avais jadis été familiarisé avec toutes les finesses de la percussion et j'appliquai avec quelque espoir un plessimètre sur les organes malades. J'ai facilement découvert qu'il s'agissait là le plus souvent d'hypertrophie considérable de l'un des reins, et du rein gauche douze fois sur seize.

J'ai conservé généralement ces malades pendant plus d'une saison, et tous les huit jours je pouvais constater, sous l'influence de la cure, un retrait sensible dans le volume de l'organe, une souplesse inaccoutumée dans la région lombaire et des modifications importantes dans la nature des excrétions rénales. Je dessinais sur la peau les dimensions du rein malade et celles de l'organe non affecté, — car je ne les ai jamais rencontrés tous les deux exagérés de volume à la fois, — et sur un papier transparent, je reproduisais exactement les délimitations pathologiques et physiologiques. Me livrant à une étude comparative de mes deux desseins, renouvelant chaque semaine cette investigation clinique, j'avais la satisfaction de renvoyer les malades au bout de trente ou de quarante jours dans le plus excellent état de santé, quoique conservant toujours, je dois le dire, un rein un peu au-dessus de la normale. Je n'ai pas encore pu aboutir à faire strictement rentrer l'organe malade dans ses seules limites anatomiques.

Cela n'a rien d'étonnant en soi, et nous pourrions emprunter à la pratique commune mille exemples analogues. Je me propose, à la fin de 1860, de réunir ces seize observations, ainsi que celles qui pourraient se présenter dans le cours de la saison actuelle, et d'en tirer quelques conclusions ; je suis convaincu que ce travail sera susceptible d'offrir quelque intérêt au monde médical. Je ne fais aujourd'hui que poser un premier jalon.

J'ai vu quatre cas de pierre. L'un des malades, Ch. M..., maître d'hôtel à l'établissement, âgé de 32 ans, avait été incomplétement lithotritié en 1856 par M. le docteur Baud, et incomplétement aussi par moi, sur la fin d'août 1857. Deux ou trois mois après, sur mon conseil, Ch. M... vint à Paris. Je l'adressai alors à M. Civiale, qui s'empressa de le recevoir dans son service à l'hôpital Necker. Seulement, après l'avoir examiné, il reconnut que la lithotritie n'était plus possible et s'expliqua parfaitement les insuccès des opérations tentées par M. Baud et par moi. Il fit passer le malade dans les salles de chirurgie, afin qu'il eût à subir la taille. On prit jour pour l'opération, et M. Depaul, suppléant de M. Lenoir, assisté de M. Civiale, de quelques praticiens de la ville et des élèves de l'hôpital, commença l'une des tailles les plus laborieuses qui aient été consignées dans les annales de la science. Ch. M... resta chloroformisé pendant un peu plus de trois quarts d'heure, et M. Depaul, obligé à chaque instant de modifier son procédé opératoire, retira successivement quatre pierres. L'une était de la grosseur d'un petit œuf de poule, et les trois autres avaient à peu près le volume d'une noix.

Les suites de l'opération furent des plus heureuses et sept semaines après, Ch. M... venait prendre congé de moi et m'annonçait son départ pour la Lorraine. Il est revenu à Contrexeville pendant les saisons de 1858 et de 1859; sa santé n'a jamais été meilleure; il but six ou sept verres d'eau minérale tous les matins, et cela pendant trois mois.

Je suis autorisé à penser qu'il n'y aura pas de récidive, surtout si Ch. M... recourt encore par la suite à la même intervention hydrologique, car « aucune récidive de pierre, dit M. le docteur Rotureau, n'a encore été constatée sur les nombreux malades qui viennent chaque année s'adresser aux vertus prophylactiques des sources de Contrexeville (1). »

Si l'on nous demande maintenant quelle est l'action de l'eau de Contrexeville sur les calculs, et comment nous comprenons le rôle si important qu'elle est dans ces circonstances appelée à jouer, nous répondrons par les paroles suivantes de M. le professeur Trousseau, dont les appréciations en médecine jouissent d'un crédit si mérité :

« Je n'accorde pas aux eaux de Contrexeville, de Vals, de Pougues ou de Vichy, une action dissolvante sur les corps étrangers du rein et de la vessie. Lorsqu'un calcul est logé dans l'un des reins, il faut qu'il en soit chassé et qu'il tombe dans le réservoir naturel de l'urine, car le médecin ne peut pas plus guérir les calculs rénaux que les calculs biliaires. Ce qui, par exemple, est en son pouvoir, c'est de prévenir la formation de corps étrangers ultérieurs, d'en empêcher le développement et de veiller dans les cas de gravelle urique au maintien d'une urine normale, et quand il s'agit de gravelle biliaire, à la conservation d'une bile à l'état physiologique. Si nous pouvons faire cesser la disposition particulière en vertu de laquelle ces calculs ont été fabriqués, nous aurons déjà beaucoup fait.

« Les eaux minérales de Contrexeville, de Carlsbad, Pougues, Vals ou Vichy, pourront immédiatement provoquer l'expulsion de ces calculs, et faire que pendant six mois, un an, deux ans et quelquefois plus, les malades n'aient plus cette aptitude à produire des corps étrangers, en un mot n'aient plus la gravelle. Qu'a fait alors la saison passée à Contrexeville? a-t-elle amené la dissolution des calculs? En aucune façon, mais elle a profondément modifié la constitution, et elle l'a replacée dans sa rectitude normale. Comme il n'est pas d'usage que, en état de santé, l'on se livre à la fabrication des calculs hépatiques ou rénaux, tant que la médecine thermale, — qui a une si grande puissance sur les calculs, — continuera à faire sentir ses effets, il ne se formera aucun produit nouveau ; mais aussitôt que ces habitudes physiologiques viendront à se troubler, les corps étrangers se reproduiront (2). »

(1) *Traité des eaux minérales.* — France, page 109.

(2) *Gazette des Hôpitaux*, clinique de l'Hôtel-Dieu, publiée par le Dr Legrand du Saulle, nº du 27 mars 1860.

Après une déclaration aussi formelle, trop formelle peut-être, je crois devoir rapporter l'opinion qu'a formulée M. le docteur Baud (qui compte huit ans d'expérience à Contrexeville), relativement à l'une des questions qui tiennent le plus au cœur des malades :

« L'eau de Contrexeville peut-elle guérir sans retour l'affection calculeuse? Si, négligeant les déductions des propositions émises déjà dans ce travail par la nature de cette affection et sur l'action médicatrice de notre eau, je consulte, pour cette réponse, seulement les faits accomplis sous mes yeux, voici ce que je trouve : un certain nombre d'anciens habitués de Contrexeville, revenus à la source par précaution ou par reconnaissance, selon leur expression, m'ont affirmé que depuis des années ils étaient complétement exempts des crises néphrétiques auxquelles ils étaient sujets avant leur traitement. Quelques-uns rendaient encore de loin en loin d'inoffensifs calculs ; d'autres ne rendaient plus rien ou seulement quelques sédiments accidentels. Quant aux calculeux dont la fréquentation a commencé sous mes yeux, ceux d'entre eux qui se sont soumis à une succession de deux, trois ou quatre années de traitement, m'ont successivement accusé une amélioration successive qui, pour quelques-uns, paraît être une guérison ! D'autres ont cessé de venir sans qu'il me soit possible de savoir si c'est pour motif de guérison ou pour des raisons contraires ; quelques-autres, enfin, sont revenus après une lacune d'une ou de deux années passées sans crises, ramenés par la crainte que leur inspirait la réapparition de quelques nouvelles concrétions plus ou moins noffensives (1). »

De retour chez lui, le buveur doit prudemment s'astreindre à l'observation d'une hygiène alimentaire bien comprise. S'il y a, par exemple, une gravelle oxalique (*gravelle jaune*), il ne doit jamais manger d'oseille, et à ce sujet, un auteur à rapporté que Magendie avait été un jour consulté par un homme, — hypochondriaque selon toute apparence, — qui venait de rendre plusieurs graviers d'oxalate de chaux.

— « Avez-vous souvent mangé de l'oseille, lui demanda le célèbre physiologiste?

— « Depuis un an je m'en fais servir tous les jours un plat, répondit le malade; cela me rafraîchit. »

Cette prohibition de l'oseille doit, du reste, s'étendre à tous les graveleux indistinctement, car si une personne affectée de

(1) Ouvrage cité, p. 84 et 85.

gravelle urique vient à changer de régime animalisé contre un régime végétal trop sévère et composé de légumes renfermant des oxalates en excès, il pourra s'opérer une transformation et la gravelle urique deviendra gravelle oxalique.

Comme on trouve une assez forte proportion d'acide oxalique dans la tomate, le cresson et les haricots verts, il sera donc bon de s'en abstenir.

En général, j'interroge volontiers les malades, à leur première visite, sur le régime qu'on leur a fait suivre, et je vois d'ordinaire figurer les asperges en première ligne. Sans en paraître surpris tout d'abord, je m'enquiers minutieusement des effets qu'elles ont pu produire.

« Plus j'avais de coliques néphrétiques, me disait M. L. de V..., capitaine de vaisseau, mort depuis d'une attaque d'apoplexie foudroyante, et plus je mangeais d'asperges dans le but de me faire uriner avec facilité et abondance. »

C'est une immense erreur de croire à la vertu des asperges : non-seulement elle n'est pas susceptible d'activer et d'accroître la sécrétion rénale, mais elle la ralentit, la diminue, congestionne les reins, exerce sur ces organes une action perturbatrice, détermine une concentration de l'urine et communique à ce liquide excrémentitiel une odeur repoussante. C'est plus qu'il n'en faut pour provoquer une crise néphrétique.

Les fruits très-mûrs et l'usage d'un vin léger seront permis sans aucun inconvénient : dans beaucoup de cas, je l'ai déjà dit ailleurs, il peut en être de même du café.

Quant aux autres conseils d'hygiène et qui sont relatifs à l'usage des alcooliques, des viandes noires ou blanches, des féculents, des légumes herbacés, et qui se rapportent également aux habitudes de la vie, au sommeil, au repos, à la marche, à l'exercice des armes, à la natation, à la gymnastique, à l'équitation, aux frictions sur la peau, ils rentrent, de même que quelques autres avis intimes, dans les obligations du médecin vis-à-vis de son malade : c'est à lui d'appliquer à chacun — et eu égard à une foule de circonstances qu'il doit connaître — des instructions appropriées. Après les avoir faites de vive voix, je ne me fie pas toujours à la mémoire du buveur et je les lui donne par écrit, au moment de son départ ; *scripta manent*.

Enfin, la dernière question qui nous est d'ordinaire adressée est celle-ci : Doit-on faire usage, dans le cours de l'année et *loin de la source*, de l'eau minérale de Contrexeville ? Nous n'hésitons pas à répondre affirmativement et nous traçons même à cet égard des prescriptions particulières.

On nous oppose, il est vrai, une assez vive contradiction, et l'on se fonde en cela sur l'opinion formelle de M. le docteur Alphonse Treuille. Dans sa critique sur les eaux et sur l'établissement de Contrexeville, cet auteur est en effet allé trop loin. Il s'est fait, avec un peu trop de précipitation, l'écho — lui, simple buveur, n'ayant fait, en 1857 et en 1858, qu'un séjour de trois semaines parmi nous — de beaucoup de bruits propagés par la malveillance. En écrivant sa brochure, mon confrère et ancien client ne pouvait être animé d'aucune intention hostile, et c'est là ce qui me détermine à présenter sa défense.

Dans son travail intitulé : *Des eaux minérales et thermales et de leur valeur thérapeutique. Contrexeville* (1), et qui a paru en novembre 1858, M. Alph. Treuille a écrit ce qui suit :

« ..... 1° Mais que l'on essaie de guérir, à distance des sources, les coliques hépatiques à l'aide de l'eau de Vichy, de modifier la marche d'une affection chronique de la poitrine par l'usage des Eaux-Bonnes ou de celles du Mont-Dore, de guérir la gravelle, la goutte, les coliques néphrétiques par l'eau de Contrexeville, de Vichy ou de Rieumajou, le médecin, *dans la plénitude de son jugement*, et sans parti pris d'avance, ne tardera guère à être convaincu de l'entière impuissance et de l'inefficacité complète de ces différentes eaux transportées (pages 20 et 21). »

« .... 2° Un jour, à Contrexeville, sommé par un groupe de buveurs de donner l'explication de la valeur thérapeutique si marquée de cette eau prise à la source et de la NULLITÉ de son action bue au loin, etc., etc...... » (pages 22 et 23).

« Les deux rivières qui longent et traversent l'établissement sont encore plus négligées que le parc et le jardin. Leurs eaux sont croupissantes et fétides, elles peuvent développer des empoisonnements miasmatiques chez les personnes qui y sont prédisposées, et faire

(1) Paris, imprimerie d'Emile Allard. Broch. in-8° de 100 pages.

naître la maladie à la place de la santé que l'on vient demander à la source. » (page 44).

L'auteur ne se méfie pas assez de sa plume et il a besoin d'être protégé contre lui-même. Il a si peu prétendu calomnier Contrexeville, l'établissement et la source minérale, qu'il parle longuement de sa reconnaissance et qu'il dit :

« Je crois avoir contracté une dette envers Contrexeville, et je l'acquitte à ma manière » (page 33.)

Lorsque quelques assertions malheureuses ont échappé à un auteur et que la doctrine soutenue par lui a causé une émotion aussi pénible qu'imprévue, il faut du courage et de la bonne foi pour reconnaître ouvertement ses torts, pour confesser son erreur. Ce courage et cette bonne foi, M. Treuille les a. Dans une deuxième édition (1) de son mémoire sur Contrexeville, mon confrère a supprimé les passages incriminés, et je ne doute pas que, le temps et l'expérience aidant, il n'arrive bientôt à réimprimer de nouveau son travail et à revenir loyalement sur ce qu'il a dit. Tout le monde lui saura gré de ce sincère repentir.

Passons donc condamnation et disons que la plupart des malades envoyés à Contrexeville (y compris M. Treuille) ont déjà fait usage chez eux de l'eau minérale, et que c'est à la grande amélioration qu'ils en ont éprouvée que nous avons dû leur visite dans les Vosges ; qu'il est parfaitement logique de conseiller, après la cure faite sur place, l'emploi de l'eau transportée, et qu'en cela M. le docteur Alph. Treuille a donné un bon exemple en s'en faisant envoyer, dans l'automne de 1857, une caisse de cinquante bouteilles.

Je m'en tiens, pour aujourd'hui, à cette étude sommaire de la gravelle ; le champ à parcourir est vaste, mais l'avenir m'appartient. Attaché à l'établissement des eaux minérales de Contrexeville jusqu'au 15 septembre 1867, j'aurai le temps de dire et de redire tous les bienfaits de notre source séculaire. Un grand succès l'attend d'ici à peu, et je m'estimerai heureux d'avoir apporté ma part contributive à la réussite d'une œuvre dont dépend la santé des hommes.

(1) Paris. 1859. *Publication de la Gazette des Eaux.*

Imprimé par Charles Noblet, rue Soufflot, 1 .

www.ingramcontent.com/pod-product-compliance
Ingram Content Group UK Ltd.
Pitfield, Milton Keynes, MK11 3LW, UK
UKHW020451220726
13923UKWH00005B/2468